BEI GRIN MACHT SICH IHR WISSEN BEZAHLT

AF141758

- Wir veröffentlichen Ihre Hausarbeit, Bachelor- und Masterarbeit

- Ihr eigenes eBook und Buch - weltweit in allen wichtigen Shops

- Verdienen Sie an jedem Verkauf

Jetzt bei www.GRIN.com hochladen und kostenlos publizieren

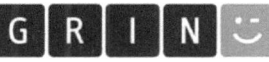

Bibliografische Information der Deutschen Nationalbibliothek:

Die Deutsche Bibliothek verzeichnet diese Publikation in der Deutschen National-
bibliografie; detaillierte bibliografische Daten sind im Internet über http://dnb.d-
nb.de/ abrufbar.

Dieses Werk sowie alle darin enthaltenen einzelnen Beiträge und Abbildungen
sind urheberrechtlich geschützt. Jede Verwertung, die nicht ausdrücklich vom
Urheberrechtsschutz zugelassen ist, bedarf der vorherigen Zustimmung des Verla-
ges. Das gilt insbesondere für Vervielfältigungen, Bearbeitungen, Übersetzungen,
Mikroverfilmungen, Auswertungen durch Datenbanken und für die Einspeicherung
und Verarbeitung in elektronische Systeme. Alle Rechte, auch die des auszugsweisen
Nachdrucks, der fotomechanischen Wiedergabe (einschließlich Mikrokopie) sowie
der Auswertung durch Datenbanken oder ähnliche Einrichtungen, vorbehalten.

Impressum:

Copyright © 2008 GRIN Verlag
Druck und Bindung: Books on Demand GmbH, Norderstedt Germany
ISBN: 9783656078920

Dieses Buch bei GRIN:

https://www.grin.com/document/183011

Jean-Claude Balanck

Die Bedeutung gesundheitswissenschaftlicher Zusammenhänge für die praktische Arbeit im Gesundheitswesen dargestellt anhand eines Praxisbeispiels

Demographischer Wandel: Wie entwickelt sich der Rettungsdienst bis 2050?

GRIN Verlag

GRIN - Your knowledge has value

Der GRIN Verlag publiziert seit 1998 wissenschaftliche Arbeiten von Studenten, Hochschullehrern und anderen Akademikern als eBook und gedrucktes Buch. Die Verlagswebsite www.grin.com ist die ideale Plattform zur Veröffentlichung von Hausarbeiten, Abschlussarbeiten, wissenschaftlichen Aufsätzen, Dissertationen und Fachbüchern.

Besuchen Sie uns im Internet:

http://www.grin.com/

http://www.facebook.com/grincom

http://www.twitter.com/grin_com

Die Bedeutung gesundheitswissenschaftlicher Zusammenhänge für die praktische Arbeit im Gesundheitswesen dargestellt anhand eines Praxisbeispiels

Demographischer Wandel: Wie entwickelt sich der Rettungsdienst bis 2050?

Hausarbeit

an der
Hochschule Magdeburg-Stendal (FH)

vorgelegt von:

Jean-Claude Balanck
Februar 2008

		Seite
Inhaltsverzeichnis		**2**

1	**Einleitung**	**3**
2	**Ausgangslage und Entwicklung der Fragestellung**	**4**
3	**Theoretischer Rahmen**	**5**
	3.1 Definition demographischer Wandel	
	3.2 Beschreibung des Rettungsdienstes in Deutschland	
4	**Methodik**	**8**
	4.1 Datenquellen und Recherchen	
	4.2 Ein- und Ausschlusskriterien	
5	**Ergebnisse**	**10**
6	**Herausforderungen an den Rettungsdienst**	**11**
7	**Zusammenfassung und Schlussfolgerung**	**13**
8	**Literaturverzeichnis**	**14**
9	**Abbildungsverzeichnis/ Tabellenverzeichnis**	**16**

1 Einleitung

Deutschland befindet sich gegenwärtig in einem Prozess einer älter werdenden Gesellschaft. Bis Anfang des 21. Jahrhunderts wurde der Zielgruppe der Älteren in der Bevölkerung, trotz der bekannten zu erwartenden demographischen Entwicklung, kaum besondere Bedeutung geschenkt. Mit den drängenden Fragen einer Finanzierung des Versorgungssystems, einer effektiveren Versorgung, einer zunehmenden Patientenorientierung sowie einer Differenzierung des Angebots erfährt auch die Zielgruppe der Älteren vermehrt Aufmerksamkeit (Backes, 2003).

Dieser „demographische Wandel" hat auch weit reichende Auswirkungen auf den Rettungsdienst, als integralen Bestandteil des Gesundheitswesens.

Die vorliegenden, recherchierten Ergebnisse über das zukünftig zu erwartende notärztliche Leistungsgeschehen beruhen auf der „mittleren Variante" der 10. koordinierten Bevölkerungsvorausberechnung und zeigen, dass trotz abnehmender Bevölkerung bis zum Jahr 2050 das Aufkommen an Notarztalamierungen um ein Viertel steigen wird , wobei dies, in Relation zu der dann existierenden Bevölkerungszahl, einer Steigerung von 56% entspricht (Behrendt, 2005).

In dieser Hausarbeit wird der Versuch unternommen, die gesundheitswissenschaftlichen Zusammenhänge, zwischen dem demographischen Wandel und den daraus resultierenden Folgen für den Rettungsdienst aufzuzeigen.

Nach einer Einführung in die Thematik wird im zweiten Kapitel der Hausarbeit auf die Ausgangslage und Entwicklung der Fragestellung eingegangen.

Das dritte Kapitel bildet den theoretischen Rahmen, und in Kapitel vier wird die Methodik zur Beantwortung der Fragestellung dieser Hausarbeit erläutert.

Im fünften Kapitel werden die Ergebnisse dargestellt.

Die Kapitel sechs und sieben betrachtet die zu erwartenden Herausforderungen für den Rettungsdienst, und schließen mit einer Zusammenfassung und Schlussfolgerung die Hausarbeit ab.

2 Ausgangslage und Entwicklung der Fragestellung

Die Altersstruktur der Bevölkerung in Deutschland hat sich bereits in der Vergangenheit verändert und wird sich auch in der Zukunft in Richtung einer zunehmend älter werdenden Gesellschaft entwickeln. Ein solcher demographische Wandel hat weit reichende ökonomische und gesellschaftliche Auswirkungen, wie unter anderem die Diskussionen um die Sicherheit der sozialen Systeme aufgrund der Veränderung der Proportion zwischen Erwerbstätigen auf der einen Seite und Rentnern/Pensionären auf der anderen Seite zeigen. Die Folgen einer älter werdenden Gesellschaft als Bestandteil der so genannten „personellen Infrastruktur" wirken sich selbstverständlich auch auf die „materielle Infrastruktur" wie zum Beispiel Wohnungswesen, Freizeiteinrichtungen sowie Bildungs-, Gesundheits- und Führsorgewesen aus.

Damit ist auch der Rettungsdienst als integraler Bestandteil des Gesundheitssystems von den Veränderungen in der Altersstruktur der Bevölkerung betroffen, die letztlich durch Geburten- und Sterbezahlen auf der einen Seite als „natürliche Bevölkerungsbewegung" und Ein- und Auswanderungen als „räumliche Bevölkerungsbewegung auf der anderen Seite bestimmt werden (Pötzsch, 2003).

Nachfolgend sollen die Auswirkungen einer sich bundesweit verändernden Bevölkerungsstruktur auf den Rettungsdienst und die damit verbundene Entwicklung des Einsatzaufkommens aufgezeigt werden.

Darüber hinaus sind weitere Auswirkungen einer älter werdenden Gesellschaft auf den Rettungsdienst vor allem aus medizinischer Sicht denkbar und bereits heute prognostisch darstellbar, da Art und Umfang der zu behandelnden Krankheitsbilder sich mit dem Alter der Patienten ändern werden und damit veränderte Anforderungen ebenso an das Rettungsdienstfachpersonal mit seinen Aus- und Fordbildungen stellen wie an das medizinische Personal. Die anstehenden Ausführungen untersuchen die zukünftige Entwicklung des Aufkommens von Notarztalamierungen im Rettungsdienst und die damit verbundenen Krankheitsbilder.

3 Theoretischer Rahmen

3.1 Definition Demographie und demographischer Wandel

„Demographie"

Der Begriff Demographie stammt aus dem Griechischen und setzt sich aus den Worten, „demos= das Volk" und „graphe= die Beschreibung" zusammen ().

Die Enzyklopädie Brockhaus definiert Demographie folgender Maßen: „Demographie ist die Beschreibung von Zustand und Veränderung der Bevölkerungszahl und Bevölkerungszusammensetzung mithilfe der Bevölkerungsstatistik". Die drei Größen die hierbei berücksichtigt werden müssen sind: Lebenserwartung, Geburtenrate und die Anzahl der Zu- und Abwanderung (Brockhaus, 20. Auflage, S. 208).

„Demographischer Wandel"

Die Beobachtung und Aufzeichnung von demographische Daten lassen Analysen und Interpretationen über die Bevölkerungsvorgänge zu. Diese über Jahrzehnte notierten Vorgänge werden auch als „demographischer Wandel" bezeichnet (Brockhaus, 20. Auflage, S.209).

3.2 Beschreibung des Rettungsdienstes in Deutschland

Der deutsche Rettungsdienst ist nach heutiger Rechtsauffassung dem Bereich der Daseinsvor- und Daseinsfürsorge sowie der Gefahrenabwehr zugeordnet und fällt gemäß Artikel 30 und Artikel 70 des Grundgesetzes in die grundsätzliche Regelkompetenz der Länder und wird in deren Rettungsdienst-gesetzen geregelt. Rettungsdienst wird unterteilt in die Bereiche Notfallrettung und Krankentransport.

Die Aufgaben der Notfallrettung umfassen bei Notfallpatienten, die sich in Lebensgefahr befinden oder bei denen schwere gesundheitliche Schäden zu befürchten sind, wenn sie nicht unverzüglich medizinische Hilfe erhalten (Rettungsdienstgesetz NRW §2), die Durchführung lebensrettender Maßnahmen am Unfallort, die Herstellung der Transportfähigkeit und den

Transport in ein geeignetes Krankenhaus. Notfallrettung bezeichnet damit eine zeitkritische, potenziell lebensrettende und damit gefahrenabwehrende Dienstleistung, mit der Kernstrategie der Wiederherstellung und Stabilisierung der Vitalfunktionen (Brinkmann, 2002). Aus ökonomischer Perspektive ist dabei die Zeit ein limitationaler Produktionsfaktor, das heißt das medizinische Outcome hängt nicht nur allein von der Art und Qualität der Diagnose und Therapie ab, sondern ganz wesentlich von der Zeitspanne bis zur Einleitung adäquater Therapiemaßnahmen. Entsprechend ist das Ziel der Notfallrettung diese Zeitrestriktion zu lockern, um sicherzustellen, dass die Erhöhung beziehungsweise der Einsatz anderer Produktionsfaktoren (zum Beispiel neue medizinische Leistungen und Technologien) ein besseres medizinisches Outcome ermöglichen (Brinkmann, 2002). Durch den organisierten Rettungsdienst wird die Notfallrettung als integraler Bestandteil der Rettungskette gesehen, deren Glieder „Erste Hilfe", „Notfallmeldung", „Organisierter Rettungsdienst" und „Krankenhaus" ineinander greifen müssen, um eine optimale Versorgung des Notfallpatienten zu ermöglichen beziehungsweise zu gewährleisten. Dementsprechend umfasst die Notfallrettung alle Organisationsabläufe und medizinischen Maßnahmen zwischen dem Eingang der Notfallmeldung in der Rettungsleitstelle und der Übergabe des Notfallpatienten an das Krankenhaus.
Dabei gilt allerdings, dass die optimale Funktionsweise des Gesamtsystems durch das schwächste Glied der Kette limitiert wird. (Schmiedel, 2002).

Abb.1: Rettungskette

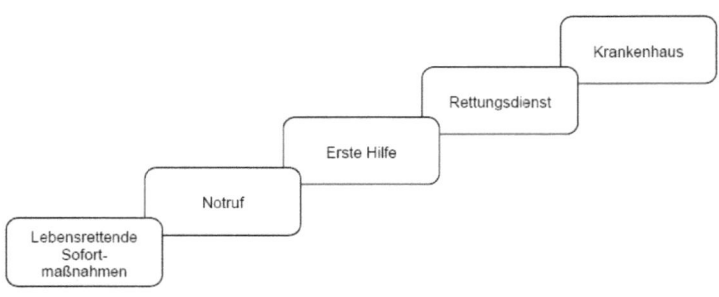

Quelle: Gorgaß, 1997

Der Krankentransport hat die Aufgabe kranke, verletzte und anderweitig hilfs-
bedürftige Personen, die keine Notfallpatienten sind, fachgerecht zu betreuen
(Rettungsdienstgesetz NRW § 2) und zu befördern und dementsprechend liegt
hier keine vitale Bedrohung des Patienten vor. Im Vordergrund des
qualifizierten Krankentransportes steht die Transportleistung, und diese ist
meist disponibel (Schmiedel, 2002). So genannte Krankenfahrten (oder auch
einfacher Krankentransport), die keiner fachlichen Betreuung bedürfen, sind
nicht Aufgabe des Rettungsdienstes. Notfallrettung ist vom Krankentransport
auch über die Benutzung von Sonderrechten auf der Anfahrt abzugrenzen
(Brinkmann, 2002).

4 Methodik

Eine systematische Literaturübersicht bildet die Grundlage zur Methodik der Hausarbeit. Gemäß der Fragestellung der vorliegenden Arbeit wird zunächst eine Suchstrategie zur Recherche wichtiger Literatur- und Datenquellen entwickelt. Darauf aufbauend werden für die Bewertung und weitere Bearbeitung der recherchierten Literatur Ein- und Ausschlusskriterien festgelegt.

4.1 Datenquellen und Recherchen

Die Auswahl der Literatur beschränkt sich auf deutsche Textbeiträge. Als Zeitlimitierung für die Daten- und Literaturrecherche ist ein Zeitraum von 1995 bis heute festgelegt.

Im Rahmen der Suchstrategie werden zunächst wesentliche Begriffe („Keywords") zusammengestellt, die mit dem Thema dieser Hausarbeit in Verbindung stehen.

Die folgende Tabelle zeigt alle verwendeten „Keywords":

Tabelle 1: Keywords

➢ Demographie ➢ demographischer Wandel ➢ Alter ➢ Lebenserwartung	➢ Rettungsdienst ➢ Notarzteinsätze ➢ Krankentransporte ➢ medizinische Versorgung	➢ Veränderung der Bevölkerung ➢ Gesundheitswesen ➢ Statistik ➢ Studie

Im Anschluss wird mit den zusammengestellten „Keywords" aus Tabelle 1 eine Literatur- und Datenrecherche im Internet (Google, Metager), sowie bei dem deutschen Institut für medizinische Dokumentation und Information (DIMDI) und der medizinischen Datenbank Pubmed durchgeführt.

4.2 Ein- und Ausschlusskriterien

Um die Fragestellung der vorliegenden Arbeit möglichst qualitativ und wissenschaftlich zu beantworten und die recherchierten Literatur- und Datenquellen auszuwerten, müssen des Weiteren einige Ein- und Ausschlusskriterien festgelegt werden. Mit Hilfe dieser Ein- und Ausschlusskriterien kann die recherchierte Literatur bezüglich ihrer Relevanz und Aussagekraft zum Thema der Arbeit selektiert und limitiert werden.

Literaturquellen, die ausgewertet werden, müssen folgende Einschlusskriterien erfüllen und beinhalten:

> ➢ Die Literatur- und Datenquellen müssen die Faktoren „demographischer Wandel" und Rettungsdienst beinhalten

> ➢ Es muss ein klarer Zusammenhang zwischen „demographischen Wandel" und „Rettungsdienst" erkennbar sein

> ➢ Alle Literaturquellen müssen möglichst einem hochwertig, wissenschaftlichen bzw. evidenzbasiertem Charakter aufweisen

> ➢ Die aktuelle demographische Lage in Deutschland, sowie eine Prognose für die zukünftige Entwicklung des Rettungsdienstes („Zukunftsszenario") sollten Bestanteil der recherchierten Literatur sein

Als Ausschlusskriterien werden folgende Punkte genannt:

> ➢ Literatur ohne wissenschaftlichen Hintergrund
> (z.B. Werbeartikel, Produktbeschreibungen) die nur auf die Vermarktung von Produkten, bezogen auf „das Älterwerden" ausgerichtet sind.

> ➢ Datenquellen die keinen Zusammenhang zwischen der demographischen Veränderung und dem Rettungsdienst erkennen lassen

> ➢ Literatur- und Datenquellen die nichts über die zukünftige Entwicklung des Rettungsdienstes, bezogen auf den demographischen Wandel, aussagen

5 Ergebnisse

Bei der Informationsrecherche zum Thema dieser Hausarbeit wurden im Internet (Google, Metager) 17 relevante Quellen gefunden.

Im Rahmen der Datenbankrecherche beim deutschen Institut für medizinische Dokumentation und Information (DIMDI), sowie bei der medizinischen Datenbank Pubmed wurden insgesamt 20 Literaturquellen identifiziert.

Des Weiteren wurden zusätzlich 14 relevante Literaturquellen aus der Handsuche in die engere Auswahl gezogen.

Alle Literaturquellen wurden anhand der Zusammenfassung gesichtet und auf ihre Relevanz geprüft. Es wurden alle Zusammenfassungen so weit wie möglich auf die vorab festgelegten Ein- und Ausschlusskriterien, sowie ihre eventuell vorhandene Evidenz bewertet.

Der größte Teil der recherchierten Daten muss aber bei der Auswertung ausgeschlossen werden, weil er den vorab festgelegten Ein- und Ausschlusskriterien nicht entspricht. Von insgesamt 51 recherchierten Daten- und Literaturquellen können zur Bearbeitung der vorliegenden Arbeit letztendlich nur 10 relevante Datenquellen verwendet werden. Diese Quellen berücksichtigen als einzige die im Vorfeld festgelegten Parameter.

6 Herausforderungen an den Rettungsdienst

Aufgrund der demographischen Entwicklung wird der Rettungsdienst vor neue Herausforderungen gestellt. Wie die im Vorfeld recherchierten Ergebnisse zeigen, wird trotz sinkender Bevölkerungszahl, dass Aufkommen an Notarzteinsätzen kontinuierlich ansteigen.

Die folgende Abbildung sowie Tabelle 2, aus der 10. koordinierten Bevölkerungsvorausberechnung, stellen diese Entwicklung noch einmal graphisch da.

Tabelle 2: Notarzt-Veränderungspotential

	2005	2050	Steigerung in %
Anzahl Notarztalamierungen	1,70 Mio.	2,11 Mio.	25%
Notarztrate pro 1000 Einwohner im Jahr	18,28	28,59	56%

Quelle: Behrendt, 2005

Abb. 2: Prognose Notarztalamierungen 2000-2050

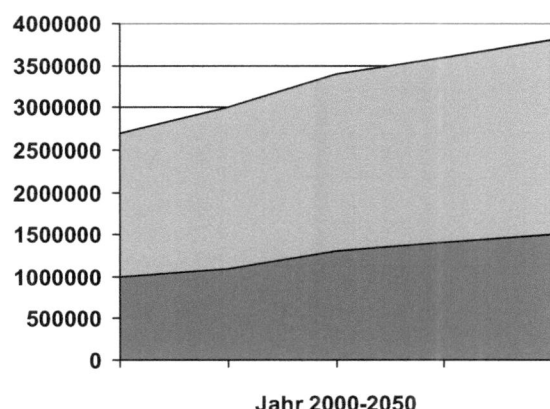

Jahr 2000-2050

Quelle: Behrendt, 2005

Des Weiteren nimmt nicht nur das absolute Aufkommen an Notarztalamierungen in Deutschland künftig zu, sondern auch das auf die Einwohner bezogene Krankheitsgeschehen verändert sich.

Aus Abbildung 3 wird deutlich, dass sich die Häufigkeiten der vor Ort durch den Rettungsdienst vorgefundenen Krankheitsbilder in ihrer Anzahl gegenüber der heutigen Situation deutlich verändern werden. So wird gemessen am Aufkommen der Notarzalamierungen das Krankheitsbild „Herz-Kreislauf" zukünftig um nahezu die Hälfte steigen, während die Krankheitsbilder „Atmung", „Stoffwechsel" und Zentrales-Nerven-System (ZNS) um ein Drittel anwachsen werden.

Im Vergleich dazu werden Krankheitsbilder der Pädiatrie und Gynäkologie zukünftig um ein Viertel beziehungsweise das Krankheitsbild „Intoxikation" um ein Fünftel zurückgehen.

Das Aufkommen an Notärztlichen Fehlalamierungen wird um rund ein Drittel ansteigen (Statistisches Bundesamt, 2005).

Abbildung 3 bildet die „Veränderung der Krankheitsbilder" im bundesweiten Aufkommen an Notarztalamierungen zwischen 2004 und 2050 noch einmal ab.

Abb.3: Veränderung der Krankheitsbilder zwischen 2000-2050

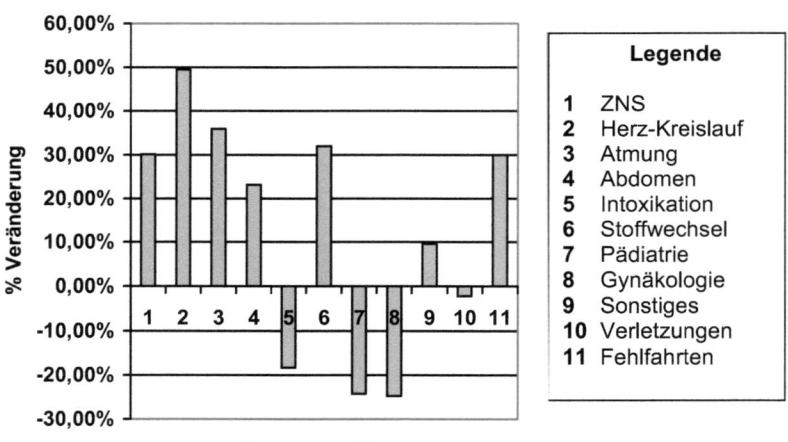

Quelle: Pötzsch, 2003

7 Zusammenfassung und Schlussfolgerung

Wie die 10. koordinierte Bevölkerungsberechnung zeigt, ist davon auszugehen, dass sich die Altersstruktur in Deutschland in den nächsten Jahrzehnten dramatisch verändern wird. Erste Analysen über die Altersstruktur der Patienten im Rettungsdienst zeigen darüber hinaus, dass mit zunehmendem Alter auch die Inanspruchnahme rettungsdienstlicher Leistungen deutlich ansteigt. Durch die Verknüpfung der Altersstruktur mit der Inanspruchnahme rettungsdienstlicher Leistungen ist auch der Rettungsdienst vom so genannten demographischen Wandel betroffen, wobei die Auswirkungen sich einerseits auf die bedarfsgerechte rettungsdienstliche Infrastruktur mit einer zukünftig entsprechend erhöhten Fahrzeugvorhaltung beziehen, andererseits auch durch veränderte medizinische Versorgungen zukünftig neue Anforderungen an die Aus- und Fortbildung des Rettungsfachpersonals und des medizinischen Personals gestellt werden.

Als Schlussfolgerung dieser Arbeit kann gesagt werden dass die vorhandene Studienlage, bezogen auf die Fragestellung dieser Hausarbeit, bis heute leider sehr gering ist. Bei der Literatur- und Datenrecherche konnten nur sehr wenig, aussagekräftige und qualitativ gute Quellen ausfindig gemacht werden.
Aus gesundheitswissenschaftlicher Sicht sind hier weitere Forschungen dringend angezeigt, um die anstehenden demographischen Veränderungen bereits heute planerisch, mit den notwendigen Anpassungen der rettungsdienstlichen Infrastruktur für alle Beteiligten frühzeitig aufzeigen, und gleichzeitig damit eine Vorbildfunktion im Gesundheitswesen bezüglich der Auswirkungen des demographischen Wandels übernehmen zu können.

8 Literaturverzeichnis

Backes, G.: Zukunft der Soziologie des Alter(n). „Geschlecht und Alter(n)" als künftiges Thema der Alter(n)ssoziologie. Wiesbaden: Opladen 2003

Behrendt,H., Runggaldier, K.: Statistik für den Rettungsdienst. Eine allgemeine Einführung. Edewecht: Stumpf und Kossendey 2005

Brinkmann, H.: Ist Wohlfahrt drin, wo Wohlfahrt draufsteht? 2. Aufl. Edewecht: Verlagsgesellschaft Stumpf& Kossendey 2002

Gorgaß, B., Ahnefeld, F., Rossi, R.,Lippert, H.-D.: Rettungsassistent und Rettungssanitäter. 4. Aufl. Heidelberg:Springer 1997

Pötzsch, O., Sommer, B.: Bevölkerung Deutschlands bis 2050. Ergebnisse der 10. koordinierten Bevölkerungsvorausberechnung. Statistisches Bundesamt 2005

Rettungsdienstgesetz NRW: Rettungsdienstgesetz Nordrhein-Westfalen: Gesetz über den Rettungsdienst sowie die Notfallrettung und den Krankentransport durch Unternehmen; Stand 24. November 1992 mit Änderungen des Artikelgesetzes vom 13. Juli 1999; 1999

Runggaldier, K., Behrendt, H.: Qualität des Rettungsdienstes aus Sicht des Patienten. Ergebnisse aus einer Befragung des Malteser Hilfsdienstes. Handbuch des Rettungswesens. Köln: Mendel Verlag 2004

Runggaldier, K., Behrendt, H.: Der Patient im Mittelpunkt. Methoden und Ergebnisse zur zweiten bundesweiten Patientenbefragung des Malteser Hilfsdienstes im Rettungsdienst. Qualitätsmanagement in Klinik und Praxis, Heft 2, S. 33-39

Schmiedel, R., Behrendt, H.: Leistungen des Rettungsdienstes 2000/01. Zusammenstellung von Infrastrukturdaten zum Rettungsdienst 2000 und Analysen des Leistungsniveaus im Rettungsdienst für die Jahre 2000 und 2001.Bundesanstalt für Straßenwesen (Hrsg.). Berichte der Bundesanstalt für Straßenwesen. Mensch und Sicherheit, Heft M 147. Bergisch Gladbach: Wirtschaftsverlag NW 2002

Schmiedel, R., Moecke, Hp., Behrendt, H.: Optimierung von Rettungsdiensteinsätzen. Praktische und ökonomische Konsequenzen. Bundesanstalt für Straßenwesen (Hrsg.). Bericht der Bundesanstalt für Straßenwesen. Mensch und Sicherheit, Heft M 140. Bergisch Gladbach: Wirtschaftsverlag NW 2002

Sefrin, P., Lafontaine, B.: Die notärztliche Versorgung des „akuten Koronarsyndroms" im Rettungsdienst in Bayern. Der Notarzt, Heft 5, S. 89-96

Statistisches Bundesamt (2005): Gesundheit/ Statistiken. Http://www.destatis.de (30.01.2008)

Statistisches Bundesamt (2007): Gesundheit/ 10.-11. Bevölkerungsvorausberechnung. Http://www.destatis.de (30.01.2008)

Statistisches Bundesamt (2007): Gesundheitsberichterstattung des Bundes. Krankheiten/ Gesundheitsprobleme. Http://www.destatis.de (31.01.2008)

Messelken, M., Fischer, M., Dirks, B., Throm, G., Wettig, G.: Externe Qualitätssicherung im Rettungsdienst. Das Baden-Württemberg Modell. Notfall& Rettungsmagazin 7, S. 476-483

10 Abbildungsverzeichnis/ Tabellenverzeichnis

Abbildungsverzeichnis   Seite

Abbildung 1   Rettungskette   6

Abbildung 2   Prognose Notarztalamierungen 2000-2050   11

Abbildung 3   Veränderung der Krankheitsbilder 2000-2050   12

Tabellenverzeichnis

Tabelle 1   Keywords   8

Tabelle 2   Notarzt-Veränderungspotential   11

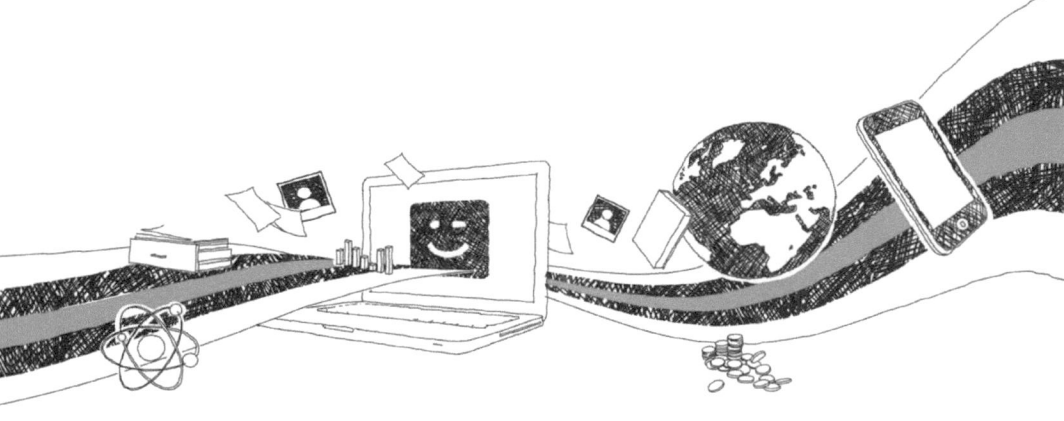